ÉTUDE

SUR

LA LANOLINE

ET SES APPLICATIONS PHARMACEUTIQUES

PAR

L. VAURY

Pharmacien de 1ʳᵉ classe

INTERNE DES HOPITAUX DE MONTPELLIER

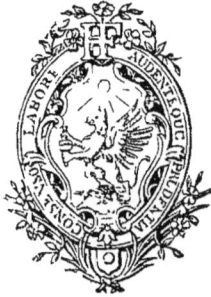

MONTPELLIER

IMPRIMERIE CENTRALE DU MIDI

(HAMELIN FRÈRES)

—

1893

ÉTUDE

SUR

LA LANOLINE

ET SES APPLICATIONS PHARMACEUTIQUES

ÉTUDE

SUR

LA LANOLINE

ET SES APPLICATIONS PHARMACEUTIQUES

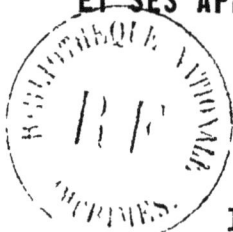

PAR

L. VAURY

Pharmacien de 1re classe

INTERNE DES HOPITAUX DE MONTPELLIER

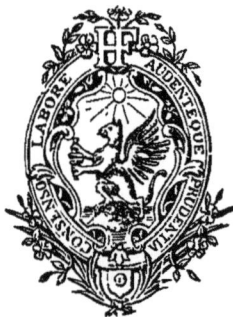

MONTPELLIER

IMPRIMERIE CENTRALE DU MIDI

(HAMELIN FRÈRES)

—

1893

ÉCOLE SUPÉRIEURE DE PHARMACIE DE MONTPELLIER

Professeurs

MM.

J.-E. DIACON (✳,I. P. ✿), Directeur   *Chimie générale.*

F. JEANJEAN (I. P. ✿)........   *Chimie analytique et Toxicologique.*

L. COURCHET (A. ✿)........   { *Histoire naturelle des médicaments.* *Botanique.*

N...........................   *Physique.*

N...........................   *Pharmacie.*

Cours complémentaires et auxiliaires

MM.

MASSOL, chargé du cours......   *Physique.*

GAY, Agrégé, chargé du cours..   *Pharmacie galénique.*

ASTRE, chargé du cours........   *Chimie minérale.*

IMBERT, chargé du cours......   *Minéralogie et Hydrologie.*

PLANCHON, chargé du cours...   *Matière médicale.*

GAY, Agrégé.................   *Organographie.*

Agrégés

MM. G. MASSOL (A. ✿).

F. GAY (A. ✿)

C. ASTRE (A. ✿), chargé des fonctions.

Secrétaire : H. GOT (I. P. ✿).
Secrétaire honoraire : F.-J. BLAISE (I. P. ✿).

NOTA.— L'École de pharmacie n'accepte la responsabilité d'aucune des opinions émises par les candidats dans les Thèses ou Synthèses qui lui sont présentées.

A MES PARENTS

A MES AMIS

L. VAURY.

A MONSIEUR GAY

Agrégé

Pharmacien en chef des hôpitaux.

A MES MAITRES

L. VAURY.

INTRODUCTION

Il est inutile de rappeler l'importance considérable des corps gras, soit d'origine animale, soit d'origine végétale, dans la thérapeutique. Il nous semble aussi inutile de montrer combien leur rôle a pris, ces dernières années, un nouveau développement dans le traitement des affections cutanées, sous l'influence des progrès de la science dermatologique.

Nous ne ferons que mentionner le fait que, grâce aux progrès de la chimie, la thérapeutique s'est trouvée, depuis quelques années, enrichie de nouveaux excipients, tels que l'amylo-glycérine et la vaseline, qui ont détrôné en partie l'axonge, le suif, la moelle de bœuf, etc., servant, depuis des siècles, de base aux pommades, aux onguents, aux emplâtres.

La raison de la décadence de ces derniers corps se trouve dans le fait que les pommades à base d'axonge, etc., rancissent facilement et qu'il se forme dans leur intérieur des acides gras qui irritent l'épiderme. Le même effet se produit, sous l'influence de l'eau, dans les cérats fabriqués avec les huiles végétales.

Si les graisses minérales obtenues par la distillation fractionnée du pétrole, telles que la paraffine et les vaselines, n'ont pas complètement remplacé l'axonge et les huiles végétales, c'est qu'elles ne se prêtent pas à l'incorporation des liquides aqueux en quantité suffisante, et qu'étant inabsorbables par la peau, elles arrêtent, par ce fait, l'absorption des substances médicamenteuses qu'on leur incorpore.

L'amylo-glycérine ne répond pas aux indications de la thérapeutique cutanée, car elle perd sa consistance lorsqu'on lui ajoute un corps aqueux, et l'on sait qu'une bonne pommade doit renfermer une certaine quantité d'eau pour jouir des propriétés rafraîchissantes qui sont nécessaires à son emploi dans la thérapeutique cutanée. C'est pour ce fait que la médecine emploie, pour suppléer aux pommades, un si grand nombre de formules de vins, de mellites et de vinaigres car l'incorporation de l'eau aux matières grasses végétales et animales est très difficile, souvent impossible.

En 1885, le docteur Liebreich, professeur de thérapeutique à l'Université de Berlin, a tiré de l'oubli une graisse animale qu'il a nommée *la lanoline*. Cette graisse réunit les qualités voulues pour être un bon excipient des pommades et des onguents.

Nous avons jugé utile de réunir dans cette synthèse les traits principaux de l'histoire de ce nouveau produit.

Nous avons divisé notre travail de la façon suivante :

I. Origine et propriétés chimiques de la lanoline.

II. Emploi de la lanoline en pharmacie.

III. Propriétés physiologiques de la lanoline.

Que notre Maître M. le professeur agrégé Gay, pharmacien en chef des hospices, veuille bien recevoir ici l'expression de notre reconnaissance pour la sollicitude dont il a fait preuve à notre égard pendant tout le temps que nous avons passé dans son service.

Nous tenons aussi à remercier tous nos Maîtres de l'École de la bienveillance qu'ils nous ont toujours témoignée pendant le cours de nos études.

ÉTUDE

SUR

LA LANOLINE

ET SES APPLICATIONS PHARMACEUTIQUES

I

ORIGINE ET PROPRIÉTÉS CHIMIQUES

HISTORIQUE. — Le corps gras dérivé du suint de la laine des moutons n'est pas nouveau, car de toute antiquité on s'en est servi. Ovide en parle à deux reprises différentes et dit qu'il a été importé d'Athènes à Rome. — Hérodote et Pline parlent de son emploi comme médicament et cosmétique. — D'après Aristophane, le suint aurait guéri le héros de Lamachos de la rupture de la cheville. Sous le nom d'æsypum, on le trouve plus tard dans les Pharmacopées, notamment dans celle de Florence de 1560. Le Codex de Cologne de 1627 substitue à l'æsypum, la graisse de taureau, de génisse ou de porc. On ne l'emploie plus du temps de Louis XIV; du moins les archives médicales de cette époque n'en parlent plus. Il semble devoir être oublié, lorsqu'en 1886 M. Liebreich l'introduit dans la thérapeutique sous le nom moderne de *lanoline*.

L'histoire chimique du suint et la recherche de ses applications industrielles ont été l'objet de divers travaux de Vauquelin, Chevreul, Ewrard et Cloez. Hartmann, qui l'étudia en 1868, y supposait la présence de la cholestérine et le considérait comme une combinaison éthérée de divers acides gras avec la cholestérine. Plus tard, Schulze en a retiré la cholestérine et un alcool isomère, l'isocholestérine.

ÉTAT NATUREL. — La lanoline qui dérive du suint est un corps gras cholestériné qui accompagne toujours la kératine. Aussi Liebreich l'a-t-il trouvée dans les poils, les plumes, l'enduit sébacé des nouveau-nés, l'écaille de la baleine, les cornes des bovidés, le sabot du cheval, etc.....

Chez tous les animaux, le revêtement cutané exposé au contact de l'atmosphère est imbibé de lanoline. La lanoline joue chez les animaux à peu près le même rôle que la cire chez les plantes.

PRÉPARATION. — On la retire des eaux de lavage des laines de moutons, particulièrement des moutons d'Australie ; ces eaux sont passées d'abord dans un treillis à mailles serrées, qui retient les impuretés en suspension, puis sur de la paille ou de la sciure ; après quoi on traite le liquide par du sulfate de magnésium, qui donne du savon de magnésie mélangé à de la cholestérine, que l'on recueille, qu'on lave à l'eau et dessèche à l'air. Puis on décompose ce savon avec de l'acide chlorhydrique dilué, en évitant un trop grand excès d'acide ; on produit ainsi une écume formée d'acides gras et de cholestérine que l'on sépare et traite par la benzine du pétrole, en vase clos, en chauffant vers 30° pour faciliter la dissolution, et que l'on presse dans de la laine au moyen d'un filtre-presse clos. On retire la benzine par la distillation, on sépare les traces persistantes d'acide chlorhydrique par une addition de 1/10 à 1/4 pour 100 de carbonate de magnésium, on broie avec de l'eau, on lave à l'eau, fréquemment renouvelée, jusqu'à ce que celle-ci ne soit plus laiteuse et ne renferme plus de carbonate de magnésium. On fond de nouveau la matière, on la passe dans un tissu de laine, et, quand elle est froide, on y incorpore de l'eau qui rend la lanoline blanche, ferme et douce au toucher.

Propriétés. — La lanoline est une substance qui se présente sous la forme d'une crème blanche, légèrement jaunâtre, ayant une odeur animale assez désagréable ; elle est absolument neutre ; elle ne rancit pas et est inaltérable. Sa consistance est un peu plus ferme que celle de l'axonge. Par la chaleur, elle fond, mais ne devient pas transparente, puis elle prend très rapidement une coloration foncée. Elle se mêle facilement aux corps gras ; elle est soluble dans l'éther, le chloroforme, la benzine, le sulfure de carbone, et insoluble dans l'alcool, même à chaud. Elle donne avec l'eau, renfermant une trace de carbonate de soude, une émulsion laiteuse, de conservation durable, qui peut avoir son application dans les usages cosmétiques.

Chauffée sur une lame de platine, elle se boursoufle fortement, brûle avec une flamme éclairante et doit disparaître sans laisser de résidu.

Chauffée à 100°, elle perd de son poids par évaporation d'eau. M. Kaspar, de Genève, a constaté 17,25 pour 100.

Le point de fusion est assez difficile à déterminer d'une manière précise, en raison de la viscosité particulière de cette substance. M. Kaspar l'a trouvé à 42° ; M. Boymond à 43-44°.

La lanoline est indécomposable par l'eau et ne se laisse pas saponifier par les alcalis.

Elle se reconnaît, d'après Liebreich, par la réaction suivante : une petite quantité dissoute dans l'acide acétique, puis additionnée de quelques gouttes d'acide sulfurique, se colore en beau vert. En ajoutant de l'acide sulfurique à une solution chloroformique de lanoline, on observe une coloration rouge au contact des deux couches de liquide.

La lanoline présente des propriétés remarquables.

Elle absorbe facilement son poids d'eau et une très forte proportion de glycérine (environ deux fois son poids de glycérine); elle forme, avec ces deux corps, un mélange absolument homogène. C'est le premier mélange qui constitue la lanoline proprement dite, Liebreich ayant donné au produit anhydre le nom de *lanolinum anhydricum*.

La lanoline du commerce contient habituellement 25 pour 100 d'eau.

Lorsque la lanoline est conservée pendant longtemps dans des vases imparfaitement fermés, elle brunit légèrement à la surface ; ce qui n'est pas un signe de décomposition, mais tient simplement au fait que l'eau qu'elle contenait s'est évaporée en partie. On peut facilement lui rendre sa couleur primitive en ajoutant quelques gouttes d'eau dans le mortier, lorsqu'on prépare, avec la lanoline, des pommades ou des onguents.

ESSAI. — La lanoline peut contenir des acides gras qui la rendent impure. La recherche de ces acides gras se fait facilement par le procédé suivant :

On dissout à chaud, dans la benzine neutre, 50 centigrammes de lanoline, et on y ajoute, goutte à goutte, jusqu'à ce qu'une coloration rose se produise, une solution alcoolique à un dixième de potasse caustique et de phénolphtaléine. Si le produit essayé est pur, une seule goutte suffit pour donner la coloration ; plus il contient d'acides gras, plus il faudra de gouttes de phénolphtaléine.

Voici quels sont, d'après MM. Jaffé et Darmstaedter (*Pharmaceutical Record* et *Schweiz-Wochenschrift*, 1886), les caractères que doit présenter la lanoline :

1° Le papier rouge de tournesol ne doit pas bleuir quand on le place au-dessus d'un flacon contenant 10 à 20 centigrammes de lanoline, 10 cc. d'une solution de soude caustique à 30 pour 100, et que l'on chauffe le tout ;

2° La lanoline pure, chauffée dans une capsule avec cinq fois son poids d'eau distillée, fond, flotte à la surface de l'eau et reste claire pendant son refroidissement, tandis que la lanoline impure devient spongieuse ;

3° La lanoline ne doit pas céder de glycérine à l'eau avec laquelle on l'a chauffée ;

4° Quand on a pétri de la lanoline avec de l'eau, à l'abri de l'air, elle prend beaucoup plus que son poids d'eau, sans devenir savonneuse au toucher, et, quand on l'a triturée au mortier, elle ne se sépare ni du pilon ni de la spatule.

Depuis quelques années, on s'occupe beaucoup de la lanoline en Allemagne.

En faisant sortir de l'oubli la graisse de laine, le docteur Liebreich la spécialisa sous le nom de *lanolinum anhydricum*. La vogue qui accueillit ce nouveau produit devait stimuler la concurrence ; une fabrique rivale, patronnée par le docteur Carl Arnold, a lancé tout dernièrement dans le commerce une graisse de même origine, mais sous le nom d' « *adeps lanæ.* »

Voici quels seraient, d'après le docteur Carl Arnold, les caractères de l'adeps lanæ :

1° L'adeps lanæ fond à 36° ;

2° 10 grammes d'adeps lanæ, chauffés à 100°, perdent 10 centigrammes d'eau, ce qui montre qu'elle contient seulement 1 pour 100 d'eau ;

3° Chauffée au bain-marie, avec 50 grammes d'eau distillée,

l'adeps lanæ fond et vient former, à la surface de l'eau, une couche graisseuse, d'un jaune clair, qui ne vire pas au brun. Après refroidissement, l'eau reste limpide, offre une réaction neutre et ne contient ni ammoniaque ni glycérine. Évaporée, cette eau laisse un résidu évalué à 27 milligrammes ;

4° 2 grammes d'adeps lanæ, dissous dans la benzine neutre et traités par la phénolphtaléine, restent incolores. Si on ajoute à la solution une goutte de solution de potasse au centième, on obtient immédiatement une coloration rouge. L'adeps lanæ ne contient donc pas d'acides gras libres ;

5° 2 grammes d'adeps lanæ, chauffés avec 10 cc. d'une solution de potasse à 30 pour 100, ne donnent pas lieu à un dégagement d'ammoniaque ;

6° L'adeps lanæ est facilement soluble dans l'éther, le chloroforme, la benzine et l'acétone, difficilement soluble dans l'alcool froid ;

7° La solution chloroformique de l'adeps lanæ, traitée par l'acide sulfurique, prend une coloration rouge brunâtre ;

8° L'adeps lanæ absorbe le triple de son poids d'eau. Chauffée, elle abandonne l'eau qu'elle a absorbé et vient surnager à la surface de l'eau ;

9° Si on chauffe une solution chloroformique d'adeps lanæ avec une solution de soude à 50 pour 100, pendant une demi-heure, la couche graisseuse surnageante ne subit aucune modification. Si on fait la même expérience avec de la lanoline anhydre, on constate que la couche graisseuse est complètement saponifiée.

Ces caractères de l'adeps lanæ prouveraient, d'après le docteur Arnold, sa pureté, et on pourrait dès lors la substituer facilement à la lanoline anhydre de Liebreich.

Dans une étude comparative des deux produits, le docteur Liebreich a, au contraire, essayé de démontrer que l'adeps lanæ était impure et qu'elle pouvait par suite exercer une action nuisible sur la peau, ce que ne fait pas la lanoline anhydre.

La lanoline anhydre chauffée pendant une demi-heure dans un bain de paraffine jusqu'à 110 et 120 degrés, et refroidie ensuite, ne change pas de couleur. Si on fait subir la même opération à l'adeps lanæ, elle devient brune en se refroidissant, ce qui démontre qu'elle contient des impuretés.

Si on traite 50 centigrammes de lanoline anhydre par de l'alcool absolu bouillant, et qu'on ajoute au produit filtré une solution alcoolique concentrée de nitrate d'argent et qu'on chauffe, on n'obtient pas de précipité de chlorure d'argent. Si on opère de même avec l'adeps lanæ, on obtient un précipité abondant de chlorure d'argent, ce qui prouve que cette graisse contient du chlore.

Nous ne saurions nous prononcer sur la supériorité de l'un ou de l'autre produit, car cette polémique est toute récente et nous semble être uniquement inspirée par une rivalité commerciale.

II

EMPLOI DE LA LANOLINE EN PHARMACIE

La propriété d'absorber de l'eau est une des propriétés particulières de la lanoline ; nulle autre graisse ne la possède à un si haut degré. L'axonge ne peut en absorber que 15 pour 100 ; la vaseline, seulement 4 pour 100. Cette propriété constitue donc un véritable avantage en faveur de la lanoline, pour la préparation rapide des cérats et des onguents.

La lanoline s'unit facilement à toutes les graisses, huiles, baumes, et forme avec eux des masses tout à fait homogènes; elle se prête aussi facilement à l'incorporation d'un grand nombre de médicaments, parmi lesquels on peut citer : le mercure et ses sels, l'iode et les iodures, le soufre, les sels de plomb, l'oxyde de zinc, les alcaloïdes et les extraits, le naphtol, la chrysarobine, l'acide salicylique, etc..., toutes les solutions de sels sans former des savons. Aux mélanges où on l'associe avec des résines, d'autres corps gras, la lanoline donne de la plasticité, de la viscosité.

POMMADES. — Nous donnons ici diverses formules de pommades à la lanoline, préconisées par les docteurs Liebreich, Lassar, Shœmaker, Smith, et extraites de leurs publications :

POMMADE BELLADONÉE		POMMADE A L'EXTRAIT DE CIGUE	
Extrait de belladone.	5 gr.	Extrait de ciguë.....	5 gr.
Lanoline...........	45 gr.	Lanoline..........	45 gr.

Les pommades à base d'extrait peuvent être préparées avec l'addition d'une plus ou moins grande quantité d'eau, d'axonge ou de vaseline, suivant que l'on désire avoir une pommade plus ou moins consistante, et avec laquelle on puisse frictionner plus ou moins facilement. En règle générale, il faut ajouter de la vaseline ou de l'axonge, dans les cas où l'on veut garder la peau souple; si on veut obtenir seulement une macération légère, on emploiera de la lanoline pure, de même que si l'on a à combattre une affection siégeant dans le derme.

POMMADE AU NITRATE D'ARGENT

1° Nitrate d'argent.....	1 gr.	2° Nitrate d'argent....	1 gr.
Eau...............	1 gr.	Lanoline anhydre....	9 gr
Lanoline...........	8 gr.		

Avec la seconde formule au nitrate d'argent, la pommade paraît se conserver indéfiniment sans présenter la moindre réduction ; avec la première, il ne se produit pas de réduction pendant les trois ou quatre premiers jours ; après, la surface de la pommade prend une couleur grise qui indique qu'une partie du nitrate s'est réduit.

POMMADE AU BAUME DU PÉROU

Baume du Pérou .... 1 à 50 grammes.
Lanoline.................... 50   —

Cette pommade est complètement homogène ; avec une quantité supérieure à 50 pour 100 de baume du Pérou, la pommade ne l'est plus.

ONGUENT GRIS

Mercure .... 1 gramme.
Lanoline................... 2   —

Le mercure s'éteint très rapidement ; on peut remplacer une partie de lanoline par de la graisse de mouton ou de l'axonge.

POMMADE MERCURIELLE

Mercure .... 100 grammes.
Axonge benzoiné............ 90   —
Lanoline................... 10   —

On triture le mercure dans la lanoline, dans laquelle il ne s'éteint qu'en partie. On verse alors X gouttes d'huile de ricin sur le mélange, — pour rendre la lanoline plus molle, plus filante, — et on triture de nouveau pendant quelques instants ; puis on ajoute 20 grammes d'axonge benzoïné et on opère une trituration énergique, jusqu'à disparition complète du mercure, ce qui a lieu au bout de cinq minutes. On incorpore ensuite à la masse le reste de l'axonge benzoïné, 70 gr. L'opération ainsi conduite est exactement terminée en quinze minutes.

Contre l'eczéma des enfants, Widerhofer préconise la formule suivante :

    Sous-nitrate de bismuth......... 5 grammes.
    Lanoline..................... 95   —

On étend la pommade, qui est maintenue en place jour et nuit par un bandage. La lanoline ne forme pas, comme la vaseline, d'acides gras qui réagissent d'une façon irritante sur la peau si sensible des enfants (*Allg. Wien. med. Zeit.*, 1887).

Dans les inflammations eczémateuses et les dermites, le docteur Liebreich emploie la pommade suivante :

    Acide salicylique............... 2 grammes.
    Vaseline............. ⎫
    Lanoline .... ⎬ ââ..... 25   —
    Oxyde de zinc........ ⎮
    Amidon .... ⎭

Le docteur Wende recommande le mélange suivant contre les brûlures :

    Chlorhydrate de cocaïne........ 1 gramme.
    Lanoline..................... 25   —

Outre qu'on obtient ainsi l'occlusion, on supprime aussi la douleur. La cocaïne doit être pure et le mélange récemment fait.

Le docteur Unna, dans le même but, propose la formule suivante :

    Lanoline anhydre .... 10 grammes.
    Suif benzoïné 20   —
    Eau de chaux................. 30   —

On obtient un onguent réfrigérant, remplaçant avec avantage le liniment oléo-calcaire.

Le docteur Liebreich prescrit contre les engelures une pommade composée de :

Acide phénique .... 1 gramme.
Onguent plombique... ⎱ ââ....... 20 —
Lanoline........... ⎰
Huile amygdaline .... 10 —
Huile de lavande .... X gouttes.

Contre les gerçures des mains on peut employer la pommade suivante :

Menthol................ 0,75 centigrammes.
Salol .... 2 grammes.
Huiles d'olives.......... XXX gouttes.
Lanoline.............. 45 grammes.

Appliquer deux fois par jour (*Journ. am. med. Associat.*).

Sous le nom de *thilanine*, ou encore sous celui de *lanoline brune sulfurée*, un chimiste allemand, Siebels, a fait connaître un produit qui résulte de l'action du soufre sur la lanoline, et qu'il considère comme une véritable combinaison. Ce produit a été essayé par le docteur Saalfeld, dans le traitement de quelques affections cutanées, et lui a donné des résultats favorables. Les principales affections traitées ont été les divers eczémas, l'acnée rosacée, les sycosis, etc... Le médicament, bien loin d'irriter les surfaces malades, calme le prurit insupportable qui les accompagne.

La lanoline semble être appelée à jouer un grand rôle comme cosmétique ; en effet, comme elle est une matière formée dans les tissus kératinisés, elle est indiquée pour devenir l'auxiliaire le plus rationnel de la nature, et convient en tout point pour l'hygiène de la peau. Si on frotte la peau avec de la lanoline, ou mieux encore avec une crème à la lanoline, puis qu'on l'essuie légèrement, la peau a acquis une souplesse extraordinaire et n'est nullement grasse, et ne tache ni le linge ni le papier.

Les cheveux et les poils enduits avec la lanoline deviennent élastiques, sans prendre un aspect gras ; le cuir chevelu, d'après Liebreich, l'absorbe avec la plus grande facilité, ce qui est d'un grand secours pour combattre les affections parasitaires siégeant dans les follicules pileux.

Le professeur Lassar a guéri un malade d'un eczéma impétigineux du cuir chevelu, par de simples applications de lanoline salicylée à 2 pour 100, et il emploie pour l'herpès tonsurant de la barbe de la lanoline contenant de 5 à 10 pour 100 de resorcine.

Son odeur *sui generis* est facilement masquée par l'addition d'une faible quantité de matière odorante ou de parfum, qui se mêlent facilement à elle et forment des mélanges homogènes.

Voici quelques formules de crèmes de toilette à la lanoline :

I. Lanoline.........................⎱
    Huile d'amandes douces........⎬ ââ 10 gr.
    Soufre précipité..............⎰
    Oxyde de zinc...................... 3 gr.
    Extrait de violette................ 1 gr.
    Extrait d'orcanette (pour colorer)..... q. s.

Cette crème serait efficace contre les boutons d'acné, le tan et d'autres troubles de la peau (*National Druggist*, novembre 1888).

II. ONGUENT RÉFRIGÉRANT

Lanoline anhydre.................... 10 gr.
Suif benzoïné....................... 20 gr.
Eau de roses........................ 30 gr.

S'emploie comme le cold-cream.

III. ONGUENT RÉFRIGÉRANT AU SOUS-ACÉTATE DE PLOMB

Lanoline anhydre.................... 10 gr.
Suif benzoïné....................... 10 gr.
Solution de sous-acétate de plomb..... 30 gr.

En doublant la quantité d'eau de roses et de solution de

sous-acétate de plomb, et conservant les mêmes proportions de suif et de lanoline, on obtiendrait des crèmes réfrigérantes. Les onguents, de même que les crèmes réfrigérantes, ne doivent être employés que fraîchement préparés (*Ther. Mnstch.*, 1890).

INJECTIONS HYPODERMIQUES. — La propriété que possède la lanoline d'éteindre facilement le mercure a amené M. Fr. Gay, pharmacien en chef des hospices de Montpellier, à l'employer dans la préparation de l'huile grise. L'huile grise est une émulsion liquide de mercure destinée à être injectée par la voie hypodermique. Les procédés de préparation proposés jusqu'alors étaient assez longs. Dans le procédé Beausse, on éteignait le mercure par agitation avec de la teinture éthérée de benjoin, et on triturait ensuite, dans un mortier, l'émulsion mercurielle avec de la vaseline liquide. Il fallait au moins cinq heures pour éteindre le mercure. Le procédé Vigier est un peu plus expéditif. On triture, dans un mortier flambé à l'alcool, 9 gr. 50 de mercure, 1 gr. 50 de pommade mercurielle, avec 2 gr. 50 de vaseline blanche molle. Le mercure éteint, on ajoute 7 grammes de vaseline et 20 grammes de vaseline liquide. L'huile grise de Vigier offre quelques garanties au point de vue de l'asepsie, mais elle est trop épaisse, à tel point qu'il faut parfois la chauffer au moment de l'employer. M. Fr. Gay propose la formule suivante :

R. Mercure purifié................ 20 grammes
    Lanoline .... 5 —
    Vaseline liquide.............. 35 —

On triture jusqu'à extinction, dans un mortier de porcelaine légèrement chauffé, le mercure et la lanoline ; on laisse le mélange étalé sur la paroi du mortier ; on ajoute peu à peu, en triturant, une partie de la vaseline liquide. Lorsque la pommade est délayée, on verse dans un flacon à large ouverture. On rince le mortier à deux reprises, avec ce qui reste de vaseline, et on verse chaque fois dans le flacon. On mêle le tout en agitant.

Afin d'assurer l'asepsie de l'huile grise, on peut laver le mercure à l'alcool fort et soumettre à l'action d'une température de 130-140° dans une étuve, pendant une demi-heure, la vaseline, la lanoline, le mortier et le flacon, qu'on laisse ensuite refroidir dans l'étuve.

L'exécution de cette formule peut être réalisée en très peu de temps ; l'extinction du mercure se fait en cinq minutes, si on ne néglige pas de tiédir le mortier. Le produit a une consistance huileuse et s'introduit aisément dans la seringue ; le mercure y est parfaitement éteint et ne se sépare jamais à l'état de globules visibles. Lorsqu'on conserve l'huile quelque temps, l'émulsion se dépose au fond du flacon. Mais une agitation énergique rétablit l'homogénéité du mélange.

Le titre est égal à 50 pour 100 : un dixième de seringue contient 5 centigrammes de mercure.

MASSES EMPLASTIQUES. — Depuis quelques années, MM. Unna et Beiersdorf préparent, en Allemagne, des emplâtres à base de lanoline. La lanoline étant très visqueuse, il suffit de lui ajouter une quantité minime de gomme élastique, dissoute à l'aide de la benzine, pour avoir une masse très adhésive. Quand elle est tout à fait privée d'eau, la lanoline, d'après Unna, constitue, au point de vue chimique, une masse complètement indifférente dans laquelle on peut incorporer des produits qui, en raison de leur peu de stabilité, n'avaient pu, jusqu'ici, entrer dans la composition des emplâtres : tels sont l'acide pyrogallique et le nitrate d'argent. L'emplâtre à base de lanoline et de gomme élastique absorbe très bien l'huile de cade, la créosote, l'huile de foie de morue, l'huile de chaulmoogra ; il n'a pas, comme l'emplâtre simple, l'inconvénient d'être sec, cassant et peu adhésif.

Les emplâtres préparés par Unna ne pouvant être introduits en France, on a essayé de préparer des produits susceptibles de les remplacer. M. Vigier s'est appliqué tout spécialement à la préparation de ces produits qui sont de deux sortes : les mousselines-onguents et les mousselines-emplâtres.

Les mousselines-onguents se composent d'une mousseline sur laquelle on étend une couche de pommade, axonge, lanoline ou vaseline, additionnée d'un principe actif (oxyde de zinc, ichthyol, etc.).

Pour préparer les mousselines-emplâtres, M. Vigier introduit la substance médicamenteuse dans une masse formée de gutta-percha, de gomme élastique, de vaseline ou lanoline et de benzine ; ce mélange est ensuite coulé sur un tissu imperméable coloré et préalablement aseptisé au moyen de l'acide borique et de la résorcine ; enfin on recouvre d'une gaze légère qu'on enlève au moment du besoin.

M. Vigier a adopté le dosage à 10 pour 100 de médicament actif ; mais cette dose peut varier au gré du médecin.

On peut préparer ainsi des topiques ou *épithèmes* avec un grand nombre de médicaments : des épithèmes vésicants à la cantharide, des épithèmes mercuriels, des épithèmes antiseptiques avec ichthyol, résorcine, oxyde de zinc, créosote, iodoforme, acide salicylique, salol, soufre, calomel, huile de cade, naphtol, etc.

Malheureusement la masse enplastique, préparée avec la lanoline et la gomme, offre l'inconvénient de s'altérer au contact de l'air ; la couleur de sa couche superficielle se fonce davantage, et son odeur désagréable de suint s'accentue On a pensé, avec juste raison, que cette altération n'est pas sans inconvénient, et on a constaté que ces emplâtres devenaient irritants en vieillissant.

Le Dr Stern propose dans le traitement de l'eczéma l'emplâtre de diachylon modifié de la façon suivante :

Emplâtre de plomb simple........ 50 grammes.
Lanoline........................ 50 —
Axonge.......................... 10 —

Ce mélange pénètre légèrement la peau et la maintient à l'état onctueux. On peut laisser ce pansement deux à trois jours.

L'avantage particulier qu'on retire de l'emploi de la lanoline est qu'elle persiste longtemps à la surface de la peau et qu'elle est retenue dans l'épiderme (*Deutsch. med. Wochensch.*).

SUPPOSITOIRES. — La lanoline facilite beaucoup l'introduction, dans le suppositoire, des extraits ou autres substances solubles dans l'eau. Quand le choix de l'excipient est laissé au pharmacien, celui-ci peut souvent, sans inconvénient, remplacer un peu de beurre de cacao par la lanoline. Voici une formule proposée par M. Broutin, pharmacien à Somain (Nord) :

Extrait sec d'hamamelis.......... 1 gr. 75
Lanoline .... 9 grammes.
Beurre de cacao................. 90 —

pour 25 suppositoires.

On chauffe l'extrait dans la quantité d'eau nécessaire pour le dissoudre, on mélange intimement la lanoline à la solution, on ajoute peu à peu le beurre de cacao préalablement fondu et l'on coule, quand la masse commence à s'épaissir. On obtient de cette façon des suppositoires tout à fait homogènes.

POUDRES. — On a proposé la lanoline en poudre dans le traitement de plusieurs dermatoses, surtout des gerçures de la peau. Pour préparer la lanoline en poudre, on la dissout dans l'éther, l'alcool, le chloroforme ou l'acétone, on ajoute à cette solution de la magnésie, on sèche, on pulvérise ce mélange et on additionne cette poudre d'amidon en n'importe quelle proportion. La magnésie peut être remplacée par l'oxyde de zinc, la baryte, le bismuth ou le talc, mais la poudre en prend une coloration plus sombre (*Zeitschrift d. allg. Œster. Ap.*, 1890).

EMPLOI VÉTÉRINAIRE. — On a songé aussi à employer la lanoline dans la médecine vétérinaire. M. Sobolewski s'est basé sur la propriété que possède la lanoline d'absorber une très grande quantité d'eau, pour l'utiliser en frictions sur la corne et la peau des animaux. En effet, la lanoline n'irrite pas la peau et la pénètre très facilement. M. Sobolewski a remarqué que les sabots des chevaux soumis à l'action de ce corps gras étaient, non seulement plus élastiques, mais encore moins sujets aux seimes.

En un mot, la supériorité de la lanoline sur les autres corps gras consiste en ce qu'elle ne se décompose pas et ne possède pas d'acide sébacique, qui, comme cela a lieu pour les graisses minérales et végétales, gâte la corne et contribue à sa dessiccation.

Mais, avant d'employer la lanoline, il faut avoir grand soin de nettoyer la corne à l'eau chaude ; puis, quand la corne est sèche, on la frotte avec cette graisse jusqu'à ce que la surface du sabot soit brillante. Si on se borne à oindre la corne sans frotter, non seulement cette pratique peut être inutile, mais elle peut être même nuisible. En effet, dans le premier cas, il se forme avec la poussière un magma qui a pour effet de

boucher les pores de la substance cornée et d'empêcher l'évaporation (*J. Ph. et Chimie*, 1889).

On s'est demandé si, en raison de son origine, la lanoline employée comme excipient ne pouvait pas servir de véhicule à la bactéridie du charbon. La laine peut, en effet, pro-
venir quelquefois d'une brebis charbonneuse et avoir été
souillée par le sang de l'animal.

M. Fränkel, voulant s'assurer si la lanoline pouvait servir
de véhicule à la bactéridie charbonneuse, ensemença une certaine quantité de cette substance dans de la gélatine nutri-
tive.

Il ne vit aucune colonie de microorganisme se développer
dans la gélatine ensemencée, et conclut que la lanoline pure
ne risquait pas de transmettre le charbon.

III

PROPRIÉTÉS PHYSIOLOGIQUES

La lanoline, graisse d'origine kératinisée, possède, d'a-
près Liebreich, au plus haut degré, la propriété de pénétrer
l'épiderme.

Le professeur Lassar a fait une expérience qui montre le
pouvoir pénétrant de la lanoline. Après avoir tendu un
fragment de peau fraîche de porc sur l'ouverture d'une éprou-
vette, il en frictionne la surface avec une pommade de cinabre à la lanoline. Puis il examina au microscope des coupes
transversales de cette peau, et il vit que les gains de cinabre
avaient pénétré à travers les couches cornées de l'épiderme,
non seulement dans le stratum muqueux, mais aussi dans le

tissu dermique lui-même. Les conduits des glandes sébacées et les voies lymphatiques elles-mêmes étaient remplies de grains de cinabre.

Le Dr Herbig (Hôpital de la Charité, à Berlin) a constaté une sorte d'anesthésie locale par l'application d'une pommade avec 5 pour 100 d'acide phénique.

Suivant Kœbner et Herbig, après l'application sur le cuir chevelu d'une pommade contenant un millième de sublimé, on peut percevoir, au bout de quelques minutes, la saveur métallique de ce sel.

MM. Fatschkowski et Bachmann ont comparé la pommade à la lanoline, additionnée d'iodure de potassium, à la pommade à l'iodure de la pharmacopée ; une demi-heure après les frictions avec la pommade à la lanoline iodurée, ils ont retrouvé l'iode dans l'urine. Les essais faits avec la pommade iodurée officinale ne donnèrent aucun résultat.

Au contraire, M. Fränkel a conclu d'expériences avec la pommade au sublimé, à l'iodure de potassium et à l'acide salicylique, qu'il n'y a aucun avantage à substituer la lanoline à l'axonge, au point de vue de l'absorption de ces médicaments.

M. Aubert a même publié que la lanoline rend plus incertaine l'absorption des médicaments par la peau.

En 1891, MM. Guinard et Bouret ont fait plusieurs expériences sur le pouvoir absorbant de la vaseline, de l'axonge et de la lanoline. Les premiers essais ont été faits avec la pommade officinale à l'iodure de potassium, préparée avec la lanoline. Les applications étaient opérées par friction sur la poitrine de jeunes gens ; on prenait des précautions minutieuses pour se mettre à l'abri possible de l'absorption de la vapeur d'iode par les voies respiratoires : ainsi une large bande de tissu imperméable était collée sur la surface frictionnée.

Dans la première série, la friction, qui embrassait une surface de $0^m,30$, avait duré cinq minutes.

Les auteurs, n'étant pas parvenus à déceler la moindre trace d'iode dans l'urine après deux et même dix heures, ont employé des pommades au quart d'iodure et même à parties égales, ils ont augmenté la surface, ils ont préparé la peau à l'eau tiède, au savon ; les résultats ont toujours été négatifs avec l'axonge, la vaseline, la lanoline.

En faisant des applications des mêmes pommades sur la poitrine et en protégeant les surfaces avec du taffetas gommé, le résultat est tout aussi négatif que dans l'expérience précédente, même après conservation de la préparation sur la peau pendant deux jours.

Aussi ils concluent que, si l'on est cliniquement obligé d'admettre l'absorption de l'iodure incorporé dans les corps gras, c'est surtout sous forme de vapeurs d'iode que pénètre ce médicament. Ils ont, en effet, observé que l'iodure se décompose au sein de l'excipient, surtout si cet excipient est de l'axonge. L'axonge altère rapidement l'iodure ; la pommade devient jaune, l'iode est mise en liberté et ses vapeurs sont absorbées par les voies respiratoires. C'est peut-être la décomposition plus prompte des médicaments dans l'axonge, et leur absorption plus rapide à l'état de vapeurs, quand ils en dégagent, qui a fait admettre que cet excipient était le meilleur à employer dans le cas où on veut favoriser la pénétration.

Les auteurs ont ensuite examiné ce qui se passe quand, au lieu d'appliquer la pommade sur une surface n'absorbant pas, on la fait agir sur une région se laissant facilement traverser, comme la peau dépourvue de son épiderme, une muqueuse, une plaie.

Ils ont pris d'abord la grenouille comme sujet d'expérience. Sur de petites rondelles de papier de même dimension on étendait des quantités égales de pommade à la strychnine, préparées au même titre avec les divers excipients ; puis ces sortes d'em plâtres étaient appliquées sur le dos de grenouilles ayant approximativement le même poids.

Pommade à la vaseline : Manifestations toxiques après 9 minutes.
   —   à l'axonge....   —   —   19   —
   —   à la lanoline..   —   —   21   —

L'expérience, répétée plusieurs fois, a fourni des résultats analogues ; sur une surface imprégnée d'eau, comme la peau d'une grenouille, c'est la vaseline à la strychnine qui est la plus active, et c'est la lanoline qui détermine le plus lentement la mort.

Cette différence dans les propriétés osmotiques a été démontrée par d'autres expériences.

Dans trois verres à expériences, contenant chacun 20 cc. d'eau distillée, on fait tomber des quantités égales de pommade au ferrocyanure au cinquième. Dans un verre se trouve une pommade à l'axonge, dans l'autre une pommade à la vaseline, dans le troisième une pommade à la lanoline. On recherche peu de temps après, avec le perchlorure, si le ferrocyanure a diffusé dans l'eau, et on constate que, du côté de la vaseline, le précipité est abondant, alors qu'il y est très faible du côté de l'axonge et presque nul du côté de la lanoline. La différence s'accentue à la suite d'un contact plus prolongé, mais c'est toujours la lanoline qui donne le précipité le moins abondant.

Une expérience de diffusion est aussi très démonstrative. Au fond de trois grands vases à précipités, on place 10 grammes des mêmes pommades que précédemment.

On remplit ces trois vases avec précaution et sans agitation avec de l'eau à laquelle on ajoute ensuite du perchlorure de fer. La couleur bleue se montre immédiatement et dans toute la masse du côté de la vaseline, seulement dans la partie inférieure, et au contact des pommades du côté de l'axonge et de la lanoline.

On laisse s'opérer la diffusion et, dès le lendemain, on voit très bien que la teinte bleue est plus foncée et plus étendue dans le vase où se trouve l'axonge que dans celui où se trouve la lanoline.

M. Luff a publié dans le numéro de septembre du *Pharmaceutical Journal* pour 1890 des expériences confirmatives des précédentes.

Il préparait des pommades aux trois excipients, qu'il enfermait dans des vessies de mouton maintenues dans l'eau chauffée à 36 degrés. Avec la vaseline, l'iodure de potassium se retrouve dans l'eau après une heure, avec l'axonge après neuf heures, avec la lanoline on n'observait rien même après vingt-quatre heures.

Il restait à déterminer si la propriété osmotique des médicaments solubles, mis sous forme de pommade, est la même sur une surface absorbante imprégnée d'eau ou dans un milieu aqueux, que sur une surface imprégnée de liquides organiques ou dans un milieu albumineux.

A cet effet, MM. Guinard et Boutet ont préparé, sur trois cobayes, un godet sous-cutané par incision de la peau et dilacération du tissu conjonctif, et ils ont introduit, dans chacun, des quantités égales de pommade à la strychnine avec les trois excipients. Ces essais répétés six fois, la vaseline à la strychnine s'est montrée rapidement mortelle, la lanoline est venue ensuite, et l'empoisonnement a été très tardif avec la pommade à l'axonge.

On a vérifié ces résultats par une variante du procédé de M. Luff, en se servant de vessies natatoires de poissons dans lesquelles on introduisait des pommades au ferrocyanure de potassium, et qu'on tenait plongées dans du sérum de cheval. Le ferrocyanure dans la vaseline diffuse le premier après six heures environ, tandis qu'il faut vingt heures pour la lanoline et que l'axonge n'a donné de résultats appréciables que le surlendemain.

Les auteurs ont enfin vérifié ces résultats sur des lapins dont on avait rendu la surface cutanée absorbante en enlevant la couche épidermique par des frottements prolongés avec de la pierre ponce.

De ces diverses expériences, MM. Guinard et Boutet concluent :

1º Même pour les substances incorporées dans les corps gras, l'épiderme intact est toujours une barrière infranchissable ;

2º Dans la majorité des circonstances où la pénétration a semblé démontrée, soit par des effets thérapeutiques soit par l'élimination du produit et sa présence dans les urines, il s'agissait d'un médicament volatil et d'une absorption par les voies respiratoires ;

3º Il y aurait peut-être une exception à faire en faveur des substances susceptibles de dégager des vapeurs quand elles sont appliquées sur une peau fine et recouverte de poils.

Dans ce dernier cas, c'est une pénétration des vapeurs par les follicules pileux et les glandes sébacées, et non une absorption par l'épiderme qui se produit.

Même dans cette circonstance, la pénétration se fait toujours lentement et sur des proportions infinitésimales. — On peut cependant l'accélérer par des frictions énergiques qui auront pour résultat de déterminer des tiraillements sur les follicules pileux, et de débarrasser les ouvertures des produits de sécrétion qui les remplissent ;

4º La lanoline, pas plus que l'axonge et la vaseline, n'est capable de favoriser l'absorption cutanée et la pénétration des médicaments dans le système vasculaire ;

5 Sur les surfaces absorbantes, les trois excipients ne cè-

dent pas également vite leurs produits. C'est la vaseline qui les abandonne le plus rapidement et paraît la plus favorable quand on recherche la pénétration rapide d'un médicament devant être appliqué sous forme de pommade.

En présence des liquides organiques, la lanoline cède plus vite les médicaments que l'axonge, c'est l'inverse qui a lieu quand la surface est imprégnée d'eau.

De ces faits il résulte que, si une pommade doit être employée dans le but de faire absorber le principe actif, l'excipient à préférer sera la vaseline.

Au contraire, pour les applications devant avoir une action locale sur des faces absorbantes, l'axonge vaudra mieux, car cette substance retiendra plus longtemps le médicament au point où il devra agir.

Cependant, quand il s'agira d'avoir une action locale en surface, rapide et énergique, une action parasiticide par exemple, c'est encore la vaseline qui devra être préférée.

CONCLUSIONS

Somme toute, la lanoline, pas plus que l'axonge et la vaseline, ne semble favoriser la pénétration par la peau des substances médicamenteuses. Elle offre cependant un avantage sur ces deux corps gras, c'est de pouvoir absorber une quantité considérable de solutions salines concentrées, propriété précieuse pour l'administration des médicaments par la voie dermique. En outre, lorsqu'elle est pure, elle n'exerce pas d'action irritante sur la peau et ne rancit pas.

Un mélange de mercure et de lanoline, à parties égales, peut être effectué en dix minutes ; après dix minutes de trituration on ne perçoit plus, à l'aide de la loupe, aucun globule métallique. Cette propriété peut servir de base à un procédé sérieux et commode d'extinction du mercure qui pourra être substitué aux innombrables formules qui encombrent la littérature pharmaceutique.

Associée aux emplâtres, la lanoline donne des masses très adhésives dans lesquelles on peut incorporer des médicaments qui avaient été jusque-là décomposés par les masses emplastiques ordinaires. Elle semble enfin devoir être appelée à jouer un rôle considérable dans la parfumerie. La peau frottée avec une crème à la lanoline devient souple, sans être grasse ni tacher les linges.

Les produits vendus dans le commerce sous le nom de lanoline ne sont probablement pas tous purs. Ils contiennent plus ou moins d'eau, ou peut-être d'autres substances, de la glycérine entre autres, etc. Mais d'avance on pourra

3

rejeter tout produit qui n'absorberait pas facilement son poids d'eau et deux fois environ son poids de glycérine.

A cause de sa constitution même (cholestérine et acide gras) on pourrait, malgré les assertions des auteurs et des observateurs, émettre des doutes à l'égard de l'innocuité de la lanoline sur la peau, de sa non-rancidité, de l'absence de réactions sur les médicaments. Ces points devront être élucidés par l'expérience, en même temps que ceux qui concernent sa composition, sa pureté, sa contenance en eau et ses diverses propriétés.

Vu et permis d'imprimer :

Montpellier, le 26 juillet 1893.

Le Recteur,
J. GÉRARD.

Vu :

Montpellier, le 26 juillet 1893.
Pour le Directeur,
L'Assesseur,
JEANJEAN.

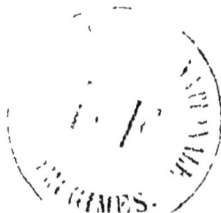

INDEX BIBLIOGRAPHIQUE

LIEBREICH. — Ueber das Lanolin (Berliner medic. Gesellsch. 28 f^br 1885).

RANVIER. — Comptes rendus de l'Académie des sciences, 1879.

LASSAR (O.). — Ueber die therapeutische Verwendurg des Lanolin. Berliner klin. Wochenscrift, 1886, 405.

BOYMOND. — Journal de pharmacie et de chimie, XIII, 449, 1886.

SMITH (Walter-G.). — British med. Journal, 12 juin 1886.

LEVIN. — Berlin. klin. Woch., 1886.

SCHŒMAKER. — Philadelphia medical and surgical Reporter, 1886.

LIEBREICH (O.). — Deutsche med. Wochensch., n° 28, 1886.

STERN. — Berl. klin. Wochensch., 1er fév. 1886.

SMITH (Dublin). — Brit. med. Journal, 12 juin 1886.

DOYON. — Annales de dermatologie et de syphiligraphie, t. VII, n° 4, 1886, p. 240.

JAFFÉ et DARMSTAEDTER. — Pharmaceutical Record, et Schweiz. Wochenschrift, 1886.

Journal de médecine de Paris, 1886.

Semaine médicale, 1892.

SOBOLEWSKI. — Journal des connaissances médicales, mars 1889.

Lanoline sulfurée. — Pharm. centralhalle, XXXII, p. 678, 1891.

GAY (Fr.). — Gazette hebdomadaire des sciences médicales, 1891.

GUINARD et BOURET. — Lyon médical, 1891.

GRAFF. — Pharm. Zeit., XXXVIII, 1893.

MENTE. — Pharm. Zeit., XXXVIII, 1893.

LIEBREICH. — Pharm. Zeit., 1893, n° 30.

ARNOLD (Carl). — Pharm. Zeit., 1893, n° 33.

HALLOPEAU. — Les nouveaux remèdes, 1893, n° 4.

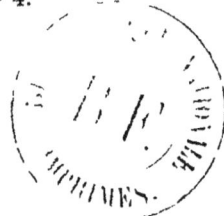

PRÉPARATIONS A EFFECTUER

---

1. Acide sulfurique.
2. Phosphate de soude.
3. Chlorure de chrome.
4. Tartrate d'ammoniaque.
5. Cyanure de mercure.
6. Huile grise.
7. Crème réfrigérante.
8. Suppositoires à l'extrait de ratanhia.

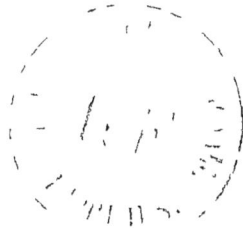

---

www.ingramcontent.com/pod-product-compliance
Lightning Source LLC
Chambersburg PA
CBHW060513210326
41520CB00015B/4215